TRAITEMENT

DE

L'ANKYLOSE TEMPORO-MAXILLAIRE

PAR

L'OSTÉOTOMIE DE LA BRANCHE MONTANTE

Suivie d'interposition musculaire

PAR

LE DR H. FONDET

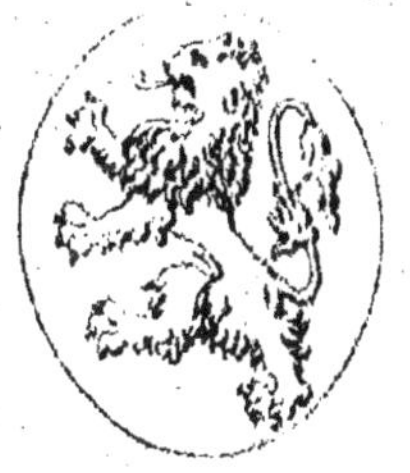

LYON

A. REY, IMPRIMEUR DE LA FACULTÉ DE MÉDECINE

4, RUE GENTIL, 4

—

1895

TRAITEMENT

DE

L'ANKYLOSE TEMPORO-MAXILLAIRE

PAR L'OSTÉOTOMIE DE LA BRANCHE MONTANTE

Suivie d'interposition musculaire.

TRAITEMENT

DE

L'ANKYLOSE TEMPORO-MAXILLAIRE

PAR

L'OSTÉOTOMIE DE LA BRANCHE MONTANTE

Suivie d'interposition musculaire

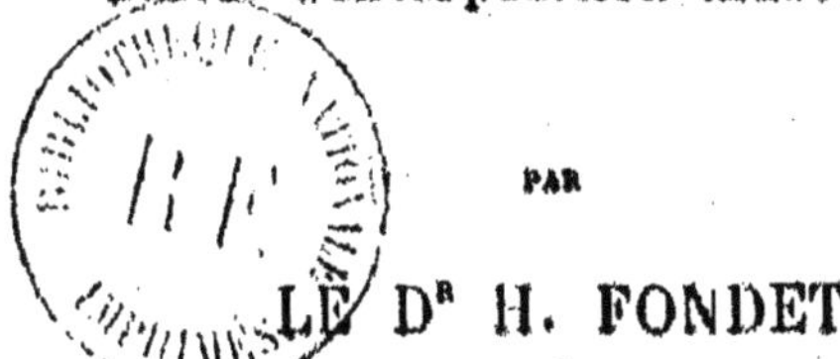

PAR

LE DR H. FONDET

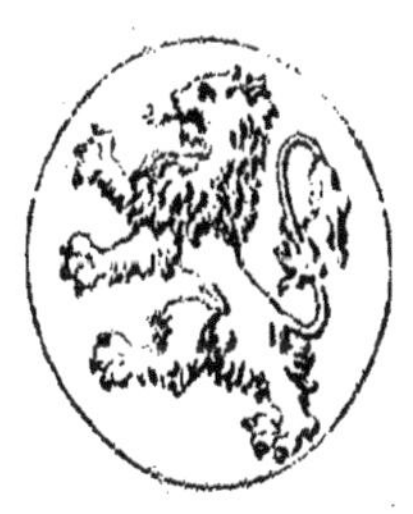

LYON

A. REY, IMPRIMEUR DE LA FACULTÉ DE MÉDECINE

4, RUE GENTIL, 4

1895

INTRODUCTION

Dans ce modeste travail nous nous proposons d'étudier les divers traitements qui ont été employés dans le traitement de l'ankylose temporo-maxillaire.

Puis après avoir mis en relief leurs avantages et leurs inconvénients, nous décrirons une nouvelle méthode d'intervention due à M. le professeur agrégé Rochet qui nous a inspiré l'idée de ce travail.

Nous le diviserons de la manière suivante :

Chapitre premier. — Historique.

Chapitre II. — Etude étiologique, anatomique et clinique de l'ankylose temporo-maxillaire.

Chapitre III. — Etude des traitements chirurgicaux employés dans cette affection, et comparaisons des résultats obtenus.

Au moment de terminer nos études médicales, c'est pour nous un devoir très doux à remplir, que de rappeler et d'affirmer tout haut les dettes de reconnaissance que nous avons contractées envers tous ceux qui, de près ou de loin, ont contribué à nous guider dans nos études.

Qu'il nous soit permis de remercier tout d'abord M. le professeur Tessier qui nous a fait l'honneur de s'intéresser à nous, nous l'en remercions vivement, qu'il nous permette de lui dédier ce travail comme gage de notre entière reconnaissance.

Pendant notre stage dans les hôpitaux de Lyon, nous avons toujours été accueilli dans les différents services avec une extrême bienveillance ; que tous nos maîtres reçoivent ici l'assurance de notre gratitude. Nous remercierons en particulier M. le professeur Ollier, pour l'intérêt qu'il nous a porté durant notre séjour dans son service.

M. le professeur Maurice Pollosson nous a fait l'honneur d'accepter la présidence de notre thèse, qu'il nous permette de le remercier ici et qu'il reçoive l'assurance de tout notre respect.

MM. les professeurs agrégés Rochot, Condamin et Chandelux ont aussi droit à notre reconnaissance, qu'ils nous permettent de leur présenter l'expression de nos sentiments respectueux.

Enfin, merci à tous ceux qui, de près ou de loin, nous ont porté quelque intérêt.

TRAITEMENT

DE

L'ANKYLOSE TEMPORO-MAXILLAIRE

PAR L'OSTÉOTOMIE DE LA BRANCHE MONTANTE

Suivie d'interposition musculaire.

CHAPITRE PREMIER

Historique.

Le premier auteur, qui s'est occupé de la question, est Colombus, en 1559, puis Bernhard Corner, en 1695, Deslandes, en 1716, Plancquet, en 1774, Sandifort, en 1777, Bonnet, Larrey de Toulouse, Percy, en l'an X, Samuel Cooper et Snell, en 1827, Valentine Mott, 1829, Künholtz en 1834, Théodorus Schreiber, 1834, Dieulafoy de Toulouse, en 1842, Buck de New-York, en 1871, Payan d'Aix, en 1842, Fergusson, 1842, John W. Schmidt, 1842, Healy, 1842, Guérin, 1844, Cruveilhier, Beghin de Bruges, 1851, Little, en 1852, Toland de Charlestown, 1853, publièrent des ouvrages plus ou moins importants sur ce sujet.

La première étude sérieuse de cette question, fut faite par Sarrazin dans sa thèse inaugurale, en 1854.

Puis Gosselin et Denouvilliers, en 1858 dans le *Compendium de chirurgie*, font paraître un article sur la rigidité permanente des mâchoires.

Jusqu'au commencement du siècle, le traitement de l'ankylose temporo-maxillaire était considéré comme au-dessus des ressources de la chirurgie. On se servait alors de remèdes empiriques tels que l'eau épileptique de Longius signalée par de Schulten.

Jourdain guérit une occlusion persistante de la bouche survenue au moment de l'évolution de la dent de sagesse, par des incisions sur les gencives et des cataplasmes.

La dilatation fit son apparition avec Ténon, ce fut un des premiers chirurgiens qui employèrent un traitement rationnel. Cette méthode perfectionnée par Toirac, fut employée avec succès par Larrey.

Puis, vint en 1826, le procédé de Rhea Barton de Philadelphie, consistant en la section du col du fémur dans le but de rétablir les mouvements de l'articulation coxo-fémorale. Ce procédé ayant donné un bon résultat, A. Bérard, en 1838, propose d'étendre ce principe à l'articulation temporo-maxillaire.

Velpeau, en 1839, signale l'appareil dilatateur de Valentine Mott. Puis Carnochan de New-York, en 1 O, pratique l'ostéoclasie accidentellement pendant des efforts de dilatation ; ce qui amena un résultat favorable.

En 1850, Richet dans sa thèse de concours présente son procédé d'ostéotomie sous-périostée du col.

Enfin, la même année, Humphry, de Cambridge pratique le premier la résection du condyle qui fut suivie de succès.

Plus tard, von Burns, de Tubingen, en enlevant la branche montante du maxillaire eut un résultat malheureux.

En 1856, Dieffenbach propose la section de la branche

montante le plus près possible du col du condyle; opération qui fut pratiquée par Grübe, de Charkow en 1863.

Puis, en 1854 et 1857, Esmarch et Rizzoli font connaî tre les résultats de leurs procédés.

La résection des deux condyles fut pratiquée pour la première fois par Bottini, de Turin, en 1872.

Little 1873, Whitehead 1874, Kœnig 1878, Hagedorn Langenbeck, Ranke et de Schulten font connaître diffé rents procédés de résection.

Puis viennent les thèses de Zipfel 1886, et de Capony en 1892 qui fait connaître le procédé de M. le professeur Ollier, qu'il emprunte au traité des résections. Ce pro cédé donné comme devant sûrement ménager le nerf facial n'a pas donné les résultats que l'on avait espéré, c'est comme on pourra le voir par la suite, dans le cas où ce procédé a été employé. on a toujours noté de la paralysie faciale.

Enfin, en 1894, Helferich de Greiswald pratique la résection du condyle, qu'il fait suivre d'une interposition musculaire pour éviter la récidive.

CHAPITRE II

Etude étiologique, anatomique et clinique de l'ankylose temporo-maxillaire

A. — ÉTIOLOGIE.

L'ankylose osseuse temporo-maxillaire est une maladie qui se manifeste le plus souvent dans la jeunesse entre quinze et vingt ans.

Le plus souvent unilatérale elle peut cependant être double, les différents auteurs qui se sont occupés de cette variété ont constaté sept fois la bilatéralité de la lésion.

De nombreuses causes ont été invoquées comme déterminant cette affection. Zipfel dans sa thèse de doctorat en 1886 en fait l'énumération.

Ce sont d'abord : l'arthrite traumatique consécutive à une plaie, un traumatisme ou une contusion de la région, Méars rapporte un cas consécutif à un coup de feu, Ranke Bottini et Heath des cas de chute sur le menton. Dans ces

différents cas, l'ankylose se produisit plus ou moins longtemps après l'accident.

L'arthrite rhumastismale est aussi une des causes pro-
ductrices de l'ankylose temporo-maxillaire; mais elle est
rarement primitive, Hagedorn cite cependant un cas où
des accidents de rhumatisme articulaire aigu auraient
débuté par cette articulation. Cette ankylose se produit
le plus souvent dans une forme particulière de rhumatisme chronique, le rhumatisme chronique noueux; et
encore ici les déformations articulaires n'atteignent-elles
cette articulation qu'après avoir envahi celles des doigts.

Grube Little et Kulemkampf ont cité des cas d'arthrite
tuberculeuse; mais cette origine tuberculeuse est mise en
doute par Capony dans sa thèse en 1892, il dit n'en avoir
pas rencontré d'exemple bien net sauf un cas s gnalé par
Lannelongue; et encore dans ce cas l'arthrite n'était que
secondaire à une lésion tuberculeuse du temporal.

Grübe dans son observation signale une carie de l'articulation sans autres observations. Dans celle de Little il
s'agit d'une ostéomyélite de la branche montante avec
élimination de séquestres. Et enfin dans celle de Kulemkampf, la branche horizontale gauche est la source du
mal.

On voit donc que, dans tous ces cas, l'arthrite est secondaire à une affection primitive périarticulaire.

Les périostites et les ostéites de la mâchoire inférieure
et du temporal, en sont des causes fréquentes.

Trelat a cité un cas consécutif à une nécrose phos-
phorée.

Pichat et Guyon rapportent chacun un cas d'ankylose
consécutive à l'évolution de la dent de sagesse; ici la

périostite alvéolo-dentaire survenant pendant l'évolution de la dent serait la cause de l'affection.

L'otite moyenne a été souvent le point de départ de la lésion, la propagation d'une inflammation du conduit auditif à l'articulation de la mâchoire est facile, en raison de la faible épaisseur de la lamelle osseuse qui contribue à former le fond de la cavité glénoïde, Kœnig, Abbe, Bull, Ranke en ont signalé plusieurs cas.

Les maladies infectieuses et en particulier la fièvre scarlatine sont une source fréquente d'ankyloses; consécutives à un pseudo-rhumatisme infectieux. Dans notre première observation le sujet avait eu la scarlatine.

Le rhumatisme blennorragique à tendance si plastique devrait être considéré comme cause active, quelques cas ont été signalés par les auteurs, et le malade de notre troisième observation en est un bel exemple.

L'ostéomyélite du maxillaire en a été aussi la cause, Little et Ranke en signalent chacun un cas. Dans les luxations irréductibles de la mâchoire, l'ankylose consécutive a été signalée par Mazzoni et Kœnig. La fracture du col du condyle et l'enfoncement de la cavité glénoïde ont été citées comme causes de l'affection qui nous occupe. Le malade de notre seconde observation qui a fait une chute sur le menton avec fracture consécutive du condyle rentre dans cette étiologie.

Langenbeck a publié un cas d'ankylose consécutive à une malformation congénitale de la mâchoire.

Capony dans sa thèse a signalé un cas recueilli dans le service de M. le professeur Ollier et déterminé par des ostéophytes de la grossesse.

Enfin B. Solger a signalé un cas d'ankylose congénitale,

cas qu'il considère comme unique dans la science. Du temporal part un gros massif osseux qui se continue directement avec le maxillaire inférieur, l'os maxillaire se soude à ce massif par l'intermédiaire d'un os particulier de forme quadrangulaire.

L'ankylose de cette articulation se produit facilement ; car elle se trouve dans des conditions particulières très favorables à un développement abondant du tissu osseux. D'après Capony l'âge auquel se produit cette affection, l'abondance des saillies osseuses péri-articulaires qui ne sont que rudimentaires à cette période de la vie et qui acquierront leur complet développement aux dépens du périoste particulièrement fertile de la base du crâne.

Le périoste de la base du crâne est doué d'une propriété ostéogénique très grande, à lui seul il sert à l'accroissement de ces saillies.

Qu'une cause quelconque d'inflammation atteigne cette articulation ou les saillies périostiques voisines, il en résulte immédiatement une production anormale de tissu osseux.

Les ostéophytes produits en se réunissant et la gêne fonctionnelle amèneront vite l'immobilisation de l'article.

Cette immobilisation pourra même être acquise avant même que l'articulation soit envahie complètement par l'os.

D'autre part, cette articulation est éminemment favorable à la production d'os nouveau ; puisque le ménisque interarticulaire et les surfaces articulaires du condyle et de la cavité glénoïde sont recouverts par du périoste.

Tel est, d'après les travaux publiés sur ce sujet, le mode de formation de cette ankylose.

B. — ANATOMIE PATHOLOGIQUE

Il existe quatre formes d'ankyloses osseuses différentes les unes des autres.

Ce sont les ankyloses consécutives :

1° Aux arthrites inflammatoires ;

2° A l'arthrite sèche déformante ;

3° Aux fractures et aux arthrites traumatiques ;

4° Ankyloses congénitales (exceptionnelles).

Cette division, due à Capony qui, pour l'établir, s'est basé sur ce que lui a appris la lecture des différentes observations, nous paraît rationnelle et nous l'adopterons telle qu'il l'a donnée en ajoutant cependant, en quatrième ligne, les ankyloses congénitales comme causes exceptionnelles.

Les productions osseuses dans les cas d'arthrites inflammatoires sont considérables, l'articulation finit par disparaître complètement et la réunion du condyle et de la cavité glénoïde est complète.

Les productions osseuses peuvent atteindre l'apophyse coronoïde et l'os molaire.

Dans presque toutes les observations, les auteurs ont noté la disparition du cartilage et du ménisque inter-articulaire à la suite de l'inflammation de voisinage.

Le périoste sus-condylien, celui du ménisque interarticulaire et de la cavité glénoïde s'enflamme. Cette inflammation amène une irritation qui provoque une ossification du périoste et plus tard la soudure des éléments osseux entre eux.

L'ankylose est ainsi formée.

Mais le processus d'ossification ne s'arrête pas là et, l'ossification s'étendant aux parties voisines et se faisant aussi aux dépens des petites éminences périostiques du voisinage, il en résulte une fusion complète du maxillaire inférieur et du temporal et la production d'une masse osseuse considérable.

Les lésions de l'arthrite sèche déformante sont celles que l'on rencontre dans les autres articulations et, en particulier, dans l'arthrite coxo-fémorale.

Il se forme des stalactites osseuses aux dépens des tissus environnants, pouvant s'étendre jusqu'à l'épine du sphénoïde ou à la scissure de Glaser ; Sandifort et Weber ont cité chacun un cas où une stalactite s'étendait du bord de la cavité articulaire jusqu'au col.

Dans les fractures du col du condyle, le cal peut être un obstacle au rétablissement des mouvements, car si la fracture est complète, sa réduction et sa consolidation dans une position favorable est difficile à obtenir. Si la consolidation se produit en positon vicieuse, les mouvements du maxillaire seront limités, antiphysiologiques et parfois impossibles. Hamilton en cite des exemples dans son ouvrage sur les fractures et les luxations et, parmi eux, un seul cas de guérison, dû à Poutain d'Iowa.

D'après Hamilton, les rapports du cal et des parties voisines, l'apophyse styloïde en particulier, seraient une cause de gêne des mouvements, le cal venant heurter l'apophyse styloïde. Si la fracture intéresse seulement le condyle, l'ankylose est due au cal ; sous l'influence du traumatisme, les portions osseuses voisines recouvertes d'un périoste ayant les mêmes propriétés que celui du condyle, est déchiré et une irritation consécutive favorisant la pro-

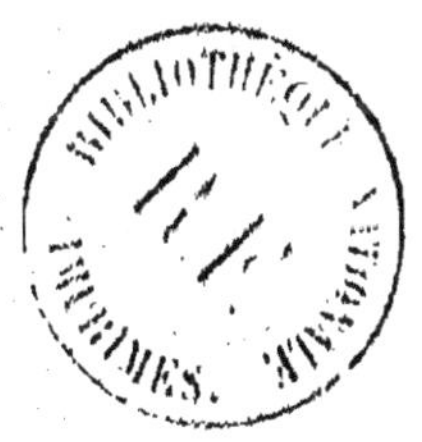

duction plus ou moins considérable d'os nouveau, mais toujours suffisant pour entraîner la formation d'une ankylose ou tout au moins la perte des mouvements.

Dans sa thèse, Capony rapporte le cas d'un malade opéré par M. Vallas pour une ankylose consécutive à un heurt violent du menton et où la lésion a dû se produire de cette façon.

Dans le cas d'enfoncement de la cavité glénoïde, l'ankylose est complète, la réduction, difficile à obtenir, ne peut être maintenue, car la cavité glénoïde n'est plus là pour combattre l'action musculaire

Il s'établit forcément une ankylose.

Les observations de ce genre sont rares ; l'enfoncement de la cavité glénoïde a été décrit par Lanfranc, Guy de Chauliac et Jean de Vigo.

Tessier et Baudrimont en ont rapporté chacun une observation.

C. — DIAGNOSTIC ET PRONOSTIC.

Le seul grand symptôme de l'ankylose osseuse temporomaxillaire, est l'immobilité de la mâchoire.

Cette immobilité est complète dans les cas d'ankylose double, dans les ankyloses unilatérales, il existe encore de légers mouvements du côté sain ; mais ces mouvements très limités pour ne pas dire inappréciables ne sont pas suffisants pour permettre au malade d'introduire des aliments ou des objets dans sa bouche.

On devra rechercher si l'ankylose est d'origine cicatricielle par la présence de brides, ou si l'on a affaire à une simple contracture réflexe des muscles masticateurs.

Pour cela on pratique l'anesthésie, pendant laquelle on essaye d'entr'ouvrir les mâchoires à l'aide d'un dilatateur; si par ce procédé on n'obtient pas de mouvements, ou pourra presque sûrement affirmer son diagnostic.

Dans les cas d'ankylose unilatérale il est très important et parfois assez difficile de reconnaître le côté malade. Aussi ne faut-il pas négliger d'interroger le malade ou son entourage, sur la façon dont s'est établie la lésion, sur l'existence de suppurations antérieures, d'un traumatisme ou simplement de phénomènes douloureux et de gonflement au niveau de l'articulation, dans le cas d'arthrite rhumatismale. Nous verrons plus loin à esquisser le diagnostic différentiel de l'ankylose unilatérale. Dans les cas où, sous l'influence de la dilatation, il se produit un léger écartement des bords alvéolaires, il ne faut pas dire pour cela qu'il n'existe pas d'ankylose osseuse.

En effet, lorsque la fusion du condyle et du temporal est complète dans une ankylose unilatérale, l'immobilité devrait-il être absolue; il n'en est rien cependant, le maxillaire inférieur présente une certaine flexibilité, permettant un certain degré d'écartement dans une ankylose unilatérale.

« Cet os, dit M. le professeur Ollier, peut être comparé à un os mince et long, comme une côte, par exemple, qui serait fixé solidement par une de ses extrémités et qui aurait son autre extrémité relativement libre. Dans ces conditions la fixité du maxillaire inférieur n'est pas absolue. Il est susceptible de légers déplacements de haut en bas et d'avant en arrière, sous l'influence des effets musculaires et des manœuvres destinées à écarter les dents.

Ces déplacements sont très légers sans doute, mais ils sont suffisants pour faire croire à l'absence d'une ankylose osseuse, alors qu'un des condyles est absolument fixé par la fusion intime avec le temporal. »

Dans une de nos observations où il nous a été permis d'examiner le malade au moment de son entrée dans le service de M. Rochet, nous avons pu constater par nous-même la présence de ces très légers mouvements qui étaient bien dus à la flexibilité de l'os; car au cours de l'opération on constata que le condyle était absolument immobile.

On observe également, et presque toujours, un certain degré d'atrophie de l'os d'autant plus considérable que l'affection est plus ancienne, ce n'est pas à proprement parler une atrophie, mais l'arrêt de développement d'un organe qui ne sert pas.

Les os de la face se développent normalement, le maxillaire inférieur étant arrêté dans son évolution; le menton est rejeté en arrière, ce qui produit un aspect particulier du visage.

Chez deux de nos malades et surtout dans un cas où l'ankylose existait depuis deux ans cette atrophie était très marquée.

Il y a seulement quelques années, les chirurgiens, et Larrey en particulier, admettaient l'ankylose osseuse, mais la considéraient comme très rare et en jugeaient le diagnostic impossible.

A notre avis, et d'après ce qui précède, quand on procède méthodiquement en examinant le malade sous anesthésie, et en s'entourant de tous les renseignements possibles sur les phénomènes du début de l'affection, ce diagnostic ne nous paraît pas être d'une très grande difficulté.

Ce qui, au contraire est assez délicat parfois, comme nous l'avons dit plus haut; c'est de déterminer exactement le côté malade dans l'ankylose unilatérale, et de bien savoir, par conséquent, de quel côté doit porter l'intervention.

Ceci nous amène à parler du diagnostic différentiel, dont voici les différents éléments :

1° On recherchera tous les signes commémoratifs tels que douleurs au niveau de l'articulation, suppurations de l'oreille, traumatismes de la région temporo-maxillaire, ou choc sur le menton. Il ne faudra pas négliger de rechercher l'évolution antérieure possible d'une scarlatine, d'un rhumatisme, ou d'une blennorragie ;

2° On examinera l'état de la région, s'il existe des cicatrices, du gonflement au niveau de l'articulation, et des déformations osseuses sensibles au doigt.

3° En dernier lieu, on examine l'état des mouvements qui peuvent subsister dans la mâchoire; alors qu'avec les doigts on explorera attentivement la région temporo-maxillaire, cherchant à sentir de quel côté existe ce reste de mobilité.

Le pronostic de cette affection est grave ; car la nutrition est compromise, et il en résulte un amaigrissement considérable, amenant le malade à la cachexie.

Le développement s'arrête chez les enfants; ils sont maigres et chétifs.

D'autre part, la phonation, la digestion et la respiration sont compromises.

Les mots sont mal articulés et souvent incompréhonsibles, l'impossibilité de péuétrer dans la cavité buccale empêche les malades de procéder aux soins de propreté ; de là, accumulation de détritus alimentaires et de microbes amenant, les uns, par leur décomposition, des altérations dentaires et des accidents ulcératifs, les autres, par leur présence jointe à l'état de cachexie et de manque d'hygiène du sujet, qui le mettent en état de réceptivité, l'exposent constamment aux diverses maladies des appareils digestifs et pulmonaires.

De plus, dans cet état, si, pour une cause quelconque, il survient un vomissement, les matières ne pouvant pas être rejetées facilement hors de la bouche, leur entrée dans les voies respiratoires est possible ; d'où menace de suffocation.

S'il survient le moindre catarrhe nasal, la respiration se trouve gênée.

On observe des déviations des dents par leur contact permanent, et si l'affection se produit pendant la période de croissance, leur évolution est entravée.

L'atrophie du maxillaire disparaît une fois que l'on a rendu des mouvements à la mâchoire ; l'os recommence à s'accroître. Différents auteurs l'ont constaté.

Capony, dans sa thèse, cite un cas où l'accroissement était notable six mois après l'intervention.

Nous venons nous-même de constater ce fait chez le malade de notre première observation, un an et demi après l'opération.

CHAPITRE III

A. — Des traitements chirurgicaux employés ordinairement contre l'ankylose temporo-maxill'aire.

Les ressources de la chirurgie ne permettaient pas, antrefois, d'intervenir d'une façon curative dans les cas d'ankylose de la mâchoire ; on se bornait à un traitement palliatif consistant dans l'avulsion d'une ou plusieurs dent d'une des mâchoires ou des deux à la fois.

Ceci créait une ouverture suffisante permettant l'intro - duction, dans la bouche, d'aliments liquides ou finement divisés.

Ce procédé, quoique ne rendant pas ses fonctions au maxillaire, mais permettant l'alimentation des malades d'une manière plus abondante et plus facile quoique imparfaite, amena, dans certains cas, une longue survie. Cruveilhier, Kuhnholtz et Payan en citent des exemples. Le malade de ce dernier vécut jusqu'à l'âge de soixante-dix-sept ans, quoique son affection datât de l'enfance.

Plus tard, on a proposé la résection des bords alvéolaires ; dans les cas où les mâchoires, trop rapprochées l'une de l'autre, empêchaient le chirurgien de pratiquer l'extraction des dents.

Quant au traitement curatif, au début il consistait dans la simple dilatation, au moyen de coins de bois que l'on introduisait entre les arcades dentaires. Ce procédé, perfectionné par Toirac, et décrit par Velpeau dans sa *Médecine opératoire*, a été employé par Larrey dans une ankylose d'origine rhumatismale.

Puis Deguise, de Charenton, construisit un instrument propre à la dilatation, formé simplement d'un cone de buis muni d'un pas de vis.

De nombreux instruments destinés à écarter les mâchoires, furent construits plus tard par Stromeyer Carnochan, V. Mott Brainard et Godde ; ce sont des systèmes de leviers combinés aux vis.

Plus tard on joignit à la dilatation la ténotomie sous-cutanée des muscles masséters.

Les interventions sanglantes portant sur le maxillaire inférieur appartiennent à la chirurgie moderne, la simple section osseuse dans le but de rétablir des mouvements, et de remplacer une articulation ankylosée fut proposée pour la première fois par Rhea Barton de Philadelphie, en 1826, pour une ankylose coxo-fémorale. Cette opération ayant donné de bons résultats entre les mains de ce chirurgien, A. Bérard, en 1838, proposa l'application de ce procédé, dans l'ankylose temporo-maxillaire. Il conseille de faire la section de l'os à la scie, au niveau du col du condyle ; puis par des mouvements fréquemment répétés amener la formation d'une pseudarthrose.

Ce chirurgien n'eut jamais l'occasion de pratiquer cette opération, mais à lui revient la priorité théorique de ce mode d'intervention.

L'idée de Berard est passée inaperçue ; car sept ans après son émission, Carnochan donnait cette idée comme sienne.

Richet, dans sa thèse de concours de 1850, propose l'ostéotomie au niveau du col du condyle, sans parler des travaux de Berard sur ce sujet.

Cet auteur divise cette opération en quatre temps.

Dans le premier il pratique une section de la peau de 4 centimètres de longueur, vis-à-vis du col du condyle, et à 1 centimètre au-dessous de l'arcade zygomatique. Cette incision transversale lui permet d'éviter de blesser les artères transverses de la face, et les rameaux du facial qui sont parallèles à l'incision.

Dans le deuxième temps, il traverse l'aponévrose parotidienne, et réclinant la glande parotide arrive ainsi sur le col.

Dans le troisième temps, il incise le périoste longitudinalement de façon à le décoller plus tard et à le conserver pour servir de moyen d'union, et de capsule articulaire aux deux bouts de l'os dans la pseudarthrose future.

Enfin dans le quatrième temps, glissant une sonde entre le périoste et l'os, il guide sur elle la scie à chaîne, et il sectionne le col.

Ce procédé n'a jamais été pratiqué sur le vivant ; mais il est probable qu'en conservant ainsi une gaine périostique, la solution de continuité de l'os se serait comportée comme une fracture sous-périostée.

Cette conservation du périoste était une faute, il est vrai

qu'à cette époque les propriétés ostéogéniques de cette membrane étaient incomplètement connues, et même niées par certains auteurs. Ce n'est qu'en 1857 qu'Ollier apporta des expériences concluantes sur les propriétés de cette membrane.

C'est en 1854 qu'Esmarch eut l'idée de réséquer une portion du corps du maxillaire, dans l'espérance de produire au niveau de cette solution de continuité, une pseudarthrose permettant l'utilisation d'une plus ou moins grande partie du maxillaire, pour l'acte de la mastication.

Puis Rizzoli en 1857, sans connaître les idées d'Esmarch arrivait aux mêmes résultats, par un procédé un peu différent.

Ces deux opérations ont été bien étudiées par Mathé dans sa thèse en 1864, par Simon Duplay dans une revue critique publiée dans les *Archives de mécecine* au cours de la même année, et par Maur en 1866.

C'est sur ces travaux que nous nous baserons pour avancer ce qui suit.

Les opérations d'Esmarch et de Rizzoli, quoique basées sur le même principe, diffèrent quant au mode de section de l'os, le premier enlève une portion osseuse plus ou moins considérable, tandis que le second se contente d'une simple section avec une cisaille.

Ces deux auteurs envisageaient plus spécialement le traitement des ankyloses par brides cicatricielles, et pour cela pratiquaient la section en avant de l'obstacle s'opposant aux mouvements de la mâchoire; il est facile de comprendre que, si la section osseuse était faite au niveau de l'obstacle, ou en arrière, les mouvements auraient continué à être impossibles malgré l'intervention.

Ces deux opérations, pratiquées par différents chirurgiens, ont donné des résultats relativement bons au point de vue du rétablissement de la mastication, et de l'articulation de la parole. Mais elles sont défectueuses en certains points.

En effet, en pratiquant la section osseuse en avant du masséter, ou même au niveau de la symphyse du menton comme cela a été fait, il n'y a une fois la pseudarthrose établie, qu'une moitié du maxillaire qui sera utilisée ; d'où une mastication défectueuse.

D'autre part, dans la méthode d'Esmarch, l'action des muscles ptérygoïdiens agissant sur le fragment mobilisé jointe à la rétraction du tissu inodulaire qui se forme au niveau de la solution de continuité de l'os, entraînent la portion saine du maxillaire du côté malade.

Une asymétrie de la face en est la conséquence.

Cette déviation du maxillaire empêche les arcades dentaires de se correspondre, les espaces interdentaires supérieurs et inférieurs ne se correspondront plus, les incisives inférieures seront reportées en arrière des supérieures et cachées derrière elles ; de là théoriquement on peut conclure à une mastication incomplète. Langenbeck signale ce fait dans une de ses observations. Il dit « que les dents ne se correspondent pas exactement, la partie mobile de la mâchoire inférieure étant attirée du côté de la perte de substance ». Pozzi en 1877 dans le *Bulletin de la Société de chirurgie* signale un fait semblable.

Cependant tous les auteurs qui ont pratiqué cette opération s'accordent à dire que la mastication est complète ; il y a probablement pendant cet acte une correction de la déviation des arcades dentaires.

Quant aux mouvements de glissement des deux fragments osseux l'un sur l'autre, ils se font bien, leur chevauchement n'a jamais été observé.

La méthode d'Esmarch serait sujette à plus de récidives que celle de Rizzoli.

Dans celle-ci les mouvements de glissement des deux fragments se font bien, les incisives se correspondent, mais elles n'arrivent pas au contact ; cependant dans tous les cas la mastication a été satisfaisante, les aliments solides étaient très bien broyés. Cet écartement permanent des arcades dentaires ne se produisait pourtant pas toutes les fois. Langenbeck, et Esterle ont rapporté des cas où il n'existait pas.

Dans l'observation de Langenbeck, il existait bien une déviation des incisives supérieures, mais elle était due à l'usage des coins de bois.

Il est certain qu'une des plus grandes imperfections de ces opérations est dans le rétablissement des mouvements dans une moitié seulement du maxillaire amenant un vice dans les fonctions de la mastication qui, ne se faisant que d'un seul côté, est absolument antiphysiologique.

Ces deux procédés ont donné lieu à des récidives.

Procédés d'Esmarch 12 cas	Procédés de Rizzoli 11 cas
Mort. . . . 1	Morts 3
Récidives . . 4	Récidive. . . 1
Succès. . . . 7	Succès. . . . 7

Pour éviter ceci on a proposé l'interposition d'un corps étranger entre les deux fragments. Mathé a proposé la gutta-percha en raison du peu d'irritation causé par cette substance. Verneuil et Trelat ont proposé de recouvrir un des fragments au moyen d'une bande de muqueuse doublée du périoste.

D'autres auteurs se sont opposés à l'emploi des corps étrangers pour séparer les fragments ; car leur présence favoriserait la réunion des parties par suite de l'irritation produite.

Il est bien évident que les mouvements réitirés de la mâchoire seront le moyen le plus propre à employer pour favoriser la formation de la pseudarthrose.

Plus tard Dieffenbach en 1856, dans sa *Chirurgie opératoire*, s'exprime en ces termes.

« Dans les cas de fausses ankyloses insurmontables, et dans les ankyloses vraies, il n'y a de ressource ultime que dans la section de la partie supérieure de la branche montante du maxillaire inférieur, après la section préalable des muscles masséters. Cette opération difficile et qui exige les plus grandes précautions doit s'exécuter de préférence par l'intérieur de la bouche, on conduit un ciseau à manche de bois, à lame large d'un tiers de pouce, le plus haut possible au-dessus des dernières molaires ; et en frappant avec un marteau de bois on divise la branche montante d'avant en arrière, aussi près que possible du col du condyle. On en fait autant de l'autre côté, puis on imprime des mouvements à la mâchoire ; et si ces mouvements se font librement on remplit la plaie de charpie et on applique à l'extérieur un bandage convenable. »(Verneuil *Archives générales de médecine,* 1860.)

Cette opération, n'a été pratiquée qu'une fois par Grübe de Charkow qui l'a modifiée. Il sectionne d'abord l'apophyse, puis le col, après ceci l'écartement était d'un demi-pouce et pouvait être porté à un pouce, au moyen d'un dilatateur. Dès le quatrième jour on peut faire exécuter des mouvements passifs qui sont continués pendant un certain temps. Néanmoins on ne peut pas obtenir un écartement plus considérable.

Le malade étant anesthésié, on constate que l'obstacle qui s'opposait à la plus grande étendue des mouvements était dû à la rétraction du masséter que l'on sectionne au-dessous de l'apophyse zygomatique.

L'écartement d'un pouce fut dès lors très facile, et fut réalisé volontairement par le malade après vingt jours d'exercices passifs qui, s'ils étaient négligés, amenaient la diminution de l'étendue des mouvements.

Au bout de huit mois la persistance des mouvements se maintenait.

Ce mode opératoire a donné un résultat relativement bon à son auteur, l'écartement n'était pas très considérable (maximum, 28 millimètres) ; d'autre part, comme on a pu le constater au cours de cette description cette opération présente de sérieuses difficultés.

De plus, l'obligation dans laquelle se trouve le malade de continuer pendant le reste de sa vie les séances de dilatation, sous peine de perdre le bénéfice de l'opération, n'est pas le moindre grief qu'il faut reprocher à ce procédé.

En 1860, Langenbeck pratiqua l'ostéotomie de l'apophyse coronoïde, dans un cas de malformation congénitale de la mâchoire.

Ceci sort un peu de notre sujet, mais nous tenons à rapporter ce cas brièvement, afin que notre travail soit aussi complet que possible.

Après avoir pratiqué chez son malade la ténotomie des

masséters, et, joignant à cela la dilatation, il obtint un écartement permettant le passage du doigt, mais cette mobilité disparut dans l'année qui suivit l'opération.

A ce moment, on constate un arrêt de développement du maxillaire inférieur portant surtout sur la moitié gauche. Dix dents seulement existent, les maxillaires se touchent complètement, il existe seulement une petite ouverture par laquelle on introduit les aliments.

Le 16 juin il pratique la section sous-cutanée des deux masséters; avec un écarteur, il n'obtient pas d'écartement. A chaque tentative on remarque que l'apophyse coronoïde est arrêtée par le maxillaire supérieur et l'os malaire; le muscle temporal n'est point tendu.

Langenbeck, d'après ces constatations, conclut à un vice de conformation de l'apophyse coronoïde; et il résolut de la détacher avec la scie.

Il pratiqua cette opération le 22 juin.

Pour atteindre cette apophyse il pratique une incision cutanée longue d'environ 2 centimètres, au-dessous du bord inférieur de l'os malaire; il pratique la section des parties molles jusqu'à ce qu'il soit sur la face externe de l'apophyse, il la dénude et il la sectionne vers sa base avec une scie à chaîne.

Cette opération est faite des deux côtés.

Immédiatement l'écartement fut suffisant pour permettre l'introduction de deux travers de doigt entre les arcades dentaires. La cicatrisation fut complète en trois semaines. Mais ce malade n'a pas été suivi.

Enfin, Robert Abbe, en 1880, termine la série de ces divers procédés d'ostéotomie, en pratiquant l'ostéotomie cunéiforme du col du condyle.

Après des expériences sur le cadavre, il reconnut la possibilité d'atteindre le col du condyle en pratiquant deux incisions; l'une verticale de 3 centimètres, partant du tubercule de l'apophyse zygomatique et se dirigeant verticalement jusqu'à la partie moyenne du creux parotidien; l'autre horizontale, de même longueur, perpendiculaire à la première, de l'apophyse zygomatique à l'angle postérieur de l'os malaire.

Il détruit les insertions supérieures du masséter, puis récline ce muscle en bas avec la parotide et le nerf facial. L'ouverture est suffisante selon lui, pour opérer sans risquer de blesser une branche nerveuse importante.

Cette opération, pratiquée par Abbe chez une jeune fille atteinte d'ankylose temporo-maxillaire, consécutive à une otite suppurée, consécutive elle-même à une fièvre scarlatine, fut suivie d'un plein succès, mais, malgré toutes les précautions prises pour isoler le nerf facial, le malade eut une paralysie transitoire plus marquée à l'orbiculaire des paupières.

Il eut à prendre aussi de grandes précautions, pour ne pas blesser la maxillaire interne, pendant qu'à l'aide de la gouge et du maillet, il sectionnait le col.

La section de l'os fut commencée au ciseau, et terminée par une fracture produite sous l'influence d'efforts de dilatation des mâchoires.

La portion d'os excisée avait la forme d'un coin à base dirigée en arrière.

Le résultat fut bon au point de vue fonctionnel, mais nous lui reprochons, comme à toutes les interventions portant au niveau de l'articulation de la mâchoire; le danger de blesser le nerf facial, ce qui est arrivé ici, et la possibilité de la section de l'artère maxillaire interne, qui donnerait lieu à une hémorragie sinon grave, du moins désagréable pour l'opérateur.

La résection du condyle du maxillaire inférieur, pour le traitement de l'ankylose de la mâchoire, fut pratiquée pour la première fois par Humphry, de Cambridge, en 1854. De nombreux procédés ont été employés par les différents chirurgiens qui ont pratiqué cette opération ; nous allons essayer d'en donner une description.

Humphry pratiquait une incision curviligne, allant de l'apophyse zygomatique à l'oreille un peu au-dessus de l'articulation, et un peu au-dessous du point de passage de la branche orbiculaire du facial ; puis une seconde incision partant de la terminaison de la première, et dirigée directement en haut à travers l'arcade zygomatique.

Il sectionnait l'os à la scie.

Puis, prenant le condyle avec une pince, par un mouvement de torsion il le détachait de ses adhérences.

Ce procédé dont il a publié l'observation dans *The Association medical Journal*, 1856, lui a donné un bon résultat. « Le nerf facial et le nerf temporal, dit-il, étaient intacts. La plaie se cicatrisa rapidement, l'articulation resta dans une bonne position, la difformité avait complètement disparu ; le malade fut capable de mastiquer sa nourriture, sans difficultés ni inconvénients. Neuf mois après il continuait à se bien porter. »

A la suite de cette opération, on n'a pas noté d'hémorragie ni de paralysie du facial.

Bottini, en 1872, pratiqua la résection sous-périostée des deux condyles pour ankylose complète *(Comunicazione fatta alla Regia Academia di med. in Torino,*

1872). Il s'agissait d'une ankylose d'origine traumatique, chez un jeune garçon de dix-sept ans. Il fit une incision perpendiculaire à l'articulation temporo-maxillaire droite ; quelques millimètres en avant dans la direction de l'artère temporale. Puis il dénude le condyle et la face postérieure de la branche montante du maxillaire ; pendant ce temps de l'opération il sectionne l'artère transversale de la face.

Le condyle une fois dénudé, il voulut le sectionner avec la pince de Liston ; mais ne pouvant y parvenir, il pratiqua cette section à la gouge et au maillet.

Il fit de même de l'autre côté.

Le second condyle enlevé, les mouvements se firent facilement. Dans ce cas encore il n'y a pas eu de paralysie faciale. Dans *Transactions med. Soc. State of New-York*, Little, en 1894, publie un cas d'ankylose temporo-maxillaire traitée avec succès par la résection du condyle. Chez un malade âgé de dix-neuf ans, cette ankylose ayant résisté aux efforts de dilatation, il se décida à pratiquer l'opération suivante.

Ayant mis le condyle à nu, au niveau de la partie la plus profonde de l'échancrure sigmoïde, il applique sur le col une trephine de 12 millimètres de diamètre, puis il enlève une rondelle d'os de 3/8 de pouce d'épaisseur. La portion d'os située de chaque côté de cette ouverture fut coupée avec un ciseau, et le condyle enlevé pièce par pièce.

Après cette opération l'écartement des mâchoires se produisit, il était d'environ 13 millimètres entre les incisions, une rigidité paraissant due aux parties molles persiste ; ce chirurgien se proposa plus tard de faire de la dilatation.

A sa sortie de l'hôpital, le malade avait un écartement de 18 millimètres, qui, sous l'influence des exercices de dilatation, atteignit 2 centimètres et demi quatre mois après.

L'observation ne mentionne pas de paralysie du nerf facial. Mais dans ce cas nous ferons remarquer que l'écartement maximum atteint n'était pas bien considérable par rapport à l'âge du malade.

Plus tard, en 1879, Bassini, dans un mémoire sur la constriction des mâchoires, conseille le procédé suivant :

« Faire une incision légèrement courbe, à convexité antéro-inférieure pour éviter les rameaux nerveux de la région, incision commençant au niveau de l'extrémité externe de la racine transverse de l'arcade zygomatique, et descendant jusqu'à la partie inférieure du lobule de l'oreille, puis se dirigeant horizontalement en arrière. On évite ainsi les rameaux de la cinquième et de la septième paire, et la voie est plus large. L'artère transversale est aussi épargnée. Arrivé au col du condyle, on l'isole avec un instrument spécial que j'ai fait construire exprès et qui a la forme d'une feuille de myrte incurvée, on protège avec lui les parties voisines.

« Pour scier l'os la scie à chaîne est gênante, la scie nécessite une lame trop fine et trop étroite, et par conséquent peu résistante.

« La pince tenaille n'est point préférable, elle taille en écrasant, forme des esquilles et les pointes seules peuvent agir. Le petit trépan que j'ai fait construire me semble préférable, il perfore le col puis on enlève le reste avec une petite tenaille. »

En 1883, dans *The Lancet*, Pughe décrit le procédé

suivant. Incision sur le côté gauche le long de l'arcade zygomatique, et une autre parallèlement au col du condyle et descendant à une courte distance.

Le lambeau est rabattu et l'articulation mise à nu. Le condyle est réséqué ainsi que le col et une partie de l'arcade zygomatique.

La section de l'os faite, les mâchoires furent séparées avec un coin de bois. Il y eut ainsi un écartement de 18 millimètres entre les incisives; deux jours après l'opération, il y eut un écartement de 2 cm. 1/2 sous le chloroforme, manœuvre qui fut répétée tous les deux ou trois jours.

Trois mois après l'opération, il y avait un écartement spontané de 2 cm. 1/2. Il n'y a pas de mouvements latéraux. Enfin, Heath en 1884 et Bull en 1885 firent aussi connaître les résultats de leur observation.

Abbe et Heath rapportèrent l'un, deux cas et l'autre un cas, où il y eut de la paralysie faciale ; une fois cette paralysie fut permanente.

Enfin, M. Ollier dans le tome III du *Traité des résections* donne la description de son procédé.

Incision en T au niveau de l'articulation, recherche de la branche temporo-faciale du nerf facial. Ce fut le premier temps de l'opération, avant de s'occuper de l'os, M. Ollier voulut mettre le nerf à l'abri.

Cette branche reconnue, il la confie à un aide armé d'un crochet mousse.

On reconnaît alors que l'articulation est soudée; le condyle fait corps avec le temporal, il est recouvert de coulées ostéophytiques, dues à l'ossification de la capsule et des ligaments, et qui empêchent de reconnaître l'interligne. Le col est élargi et épaissi, on ne reconnait plus sa forme normale, M. Ollier l'attaque au ciseau, le fragmente et voit bientôt que la fusion est non seulement périphérique mais centrale, les deux articulations du ménisque sont soudées. La continuité de l'os interrompue avec le ciseau on poursuit sa fragmentation avec la cisaille et le davier gouge, et l'on fait une brèche de 2 centimètres de hauteur. Le maxillaire est alors mobile, mais on sent des résistances au niveau de l'apophyse coronoïde que l'on résèque. Il n'y a alors que des résistances fibreuses dans l'articulation du côté opposé. On les fait céder en écartant les mâchoires, et on éloigne ainsi les deux rangées de dents de 4 centimètres.

Après toutes les excisions de la région ankylosée on a une brèche de près de 3 centimètres. On avait enlevé le périoste à la partie externe, on enlève secondairement tout ce que l'on peut atteindre du périoste à la face interne pour empêcher la reproduction de l'os.

Aucun vaisseau important ne fut ouvert, le soir de l'opération l'écartement volontaire était de 18 millimètres.

Malgré les précautions prises pour isoler le facial il y eut de la paralysie de l'orbiculaire des paupières, qui augmenta pendant deux jours, l'écartement entre les paupières était de 2 millimètres ; au bout du huitième jour cet espace était de 5 millimètres. Cet état reste le même pendant trois semaines, à partir de ce moment, les symptômes paraissent s'amender, puis les paupières arrivent enfin au contact.

Cette paralysie était le résultat de la distension du nerf pendant l'opération.

L'écartement, volontaire maximum est de 3 centimètres

sept mois après l'opération, il n'y a alors plus trace de paralysie faciale.

Cette opération fut répétée par M. Vallas en 1892, il fit une double résection chez un jeune homme de vingt-deux ans pour une ankylose d'origine traumatique.

Le résultat fonctionnel fut bon, l'écartement maximum était de 3 centimètres treize jours après l'opération. Mais le malade eut une paralysie faciale qui persistait encore six jours après.

D'après ceci, nous pouvons donc conclure que les résultats fonctionnels obtenus à la suite de la résection du condyle sont bons, quoique cependant parfois l'écartement ne soit pas bien considérable.

Mais la blessure du facial est relativement assez fréquente ; d'autre part, dans certains cas d'hyperostose considérable au niveau de l'articulation, hyperostose que l'on est obligé de sculpter à la gouge et au maillet dans une région étroite et où la présence du nerf facial gêne encore davantage.

Aussi, nous ne nous montrerons pas partisan de cette opération.

Pour terminer la série de ces interventions, nous nous bornerons à signaler la résection simultanée du condyle et de l'apophyse coronoïde dont Kœnig en 1878 et de Schulten en 1879 ont décrit un procédé.

Cette méthode a donné des résultats différents, entre les mains des divers chirurgiens qui l'ont employée, Kœnig de Schulten Hagedorn, Langenbeck, Ranke, Mears, etc.

B. — Comparaison des résultats fournis par les traitements précédents.

De l'étude de ces différents procédés nous tirerons les conclusions suivantes au point de vue de leurs résultats.

La dilatation est une méthode qui ne peut rendre des services que lorsqu'elle est associée à une autre opération.

La section sous-périostée du col du condyle comme la propose Richet ne donnerait pas de résultats.

Les opérations d'Esmarch et de Rizzoli ont donné des résultats satisfaisants, quant au rétablissement des fonctions de la mastication, ainsi que de l'articulation de la parole. Mais les inconvénients que nous avons signalés nous paraissent suffisants pour faire rejeter cette opération. Elles paraissent plutôt convenir et devoir être réservées à la constriction cicatricielle des mâchoires.

L'ostéotomie de l'apophyse coronoïde a donné de bons résultats dans le cas particulier que nous avons signalé plus haut.

Quant à l'ostéotomie cunéiforme du col du condyle, ainsi que la résection de ce dernier, elles sont délicates ; en outre, les difficultés opératoires sont parfois considérables par suite de la présence du nerf facial.

Cette difficulté avait déjà été prévue par Robert Abbe, de New-York, qui, en 1880, dans un travail sur ce sujet (*New-York medical journal*, avril 1880), signale ce point délicat qui le mène à faire de nombreuses dissections sur le cadavre afin de déterminer le point le moins dangereux sur lequel doit porter l'incision cutanée ; qu'il dit être situé au-dessous de l'arcade zygomatique.

Avant de publier son observation, il indique toutes les précautions qu'il a prises pour éviter la blessure et la compression de ce nerf, dissection faite avec soin, abaissement du masséter, de la parotide et du nerf facial qui est compris dans cette glande.

Malgré cela, dans le cas qu'il publie au cours de son travail, au sujet d'un jeune enfant chez lequel il pratiqua la résection du côté droit ; ayant abaissé la parotide et entraîné ainsi l'importante branche du facial contenue dans son angle supérieur et antérieur, et le tout étant laissé intact par l'opérateur qui évite la pression sur la glande et le tiraillement du nerf.

Une semaine environ après l'opération, l'auteur observe un affaissement de la bouche et du menton et une paralysie de l'orbiculaire des paupières.

Heath, dans le *British medical journal* du 13 décembre 1884, publie trois observations de résection du condyle ; deux fois la paralysie faciale fut notée et une fois elle fut permanente, les filets nerveux ayant été divisés.

M. Ollier, dans le *Traité des résections* (tome III), publie une observation où la paralysie, quoique transitoire, fut assez marquée comme intensité et comme durée.

Une autre observation, due à M. Vollas, et publiée dans la thèse de Capony, mentionne un cas où le malade ne put jamais retrouver la faculté de fermer complètement les paupières.

On voit donc d'après cela que, si les blessures du nerf facial et de la maxillaire interne ne sont pas la règle, elle sont du moins assez fréquentes pour attirer toute l'attention du chirurgien.

Il est bien difficile de déterminer exactement le point de passage de ce nerf. Zipfel, dans sa thèse, s'est bien attaché à rechercher ce point dangereux qu'il dit être à 18 millimètres de l'arcade zygomatique. Mais on ne peut pas compter sur cette donnée, variable suivant les individus; c'est également l'avis de Capony qui en donne la preuve en signalant un cas où l'espace n'était que de 12 millimètres.

D'autre part, la dissection de ce nerf est délicate et son seul tiraillement peut entraîner des phénomènes de paralysie le plus souvent transitoires, mais qui peuvent devenir permanents, comme dans le cas signalé par Vallas, dont il est déjà fait mention plus haut.

Quant à la blessure de la maxillaire interne, nous ne l'avons pas trouvée signalée dans les observations, mais étant donné son rapport direct avec le col, il est certain que pendant le temps de l'opération employé à la section de l'os, sa blessure est possible.

CHAPITRE IV

De l'ostéotomie de la branche montante suivie d'interposition musculaire.

La résection du condyle est considérée par tous les auteurs comme l'opération de choix, mais malgré cela et par suite des difficultés opératoires que nous avons signalées, nous croyons qu'il convient de revenir à l'ostéotomie et de transporter la section osseuse dans une région moins délicate ; tout en conservant le bénéfice de l'action des muscles masticateurs du côté ankylosé. On évitera ainsi aux malades les ennuis d'une paralysie faciale possible.

Pour conserver toute l'action musculaire, il faut évidemment pratiquer la section osseuse sur la branche montante du maxillaire. Maur dans thèse s'est éle . ; contre cette méthode il dit que « dans l'ankylose vraie ou fausse, il ne faut pas oublier de placer la pseudarthrose, non sur la branche montante, mais sur le coprs du maxillaire en avant du bord antérieur du masséter ; afin que ce muscle ne puisse en rien contribuer au rapprochement des fragments osseux. » Ce n'est pas l'avis de Schulten qui dit qu' « une immobilisation d'origine articulaire réclame une résection sur la branche montante ».

Où doit porter cette résection ?

Les auteurs, comme on a pu le voir, se sont ingéniés à rétablir les mouvements au niveau même de l'articulation devenue inutile, les résultats au point de vue fonctionnel ont été bons ; mais comme nous l'avons déjà fait observer la présence d'organes délicats constitue une contre-indication à ce mode opératoire.

Il faut donc reporter la section osseuse plus bas dans une région moins dangereuse.

L'ostéotomie de la branche montante du maxillaire, dans l'ankylose temporo-maxillaire n'est donc pas une idée neuve, loin de là, il y a longtemps qu'on l'a déjà pratiquée, mais si on se reporte aux résultats qu'elle fournit on sait qu'ils ont été souvent transitoires ; car plus ou moins tardivement la section osseuse s'est soudée.

La soudure osseuse d'une ostéotomie je ne dirai pas linéaire, mais cunéiforme ou trapézoïde, est favorisée spécialement ici par l'action permanente des muscles élévateurs qui rapprochent constamment les surfaces sectionnées l'une de l'autre. C'est pour éviter cet inconvénient que l'interposition musculaire est tout indiquée à la suite de ces ostéotomies.

Cet inconvénient existe tout aussi bien pour la résection du condyle, qu'à la suite des ostéotomies dont nous parlons et les cas ne sont pas rares de récidive d'ankylose osseuse à la suite de résections condyliennes même largement faites.

C'est pour cela qu'Helferich (Congrès de Berlin, 1894) a déjà proposé cette interposition musculaire à la suite de la résection du condyle. C'est la même idée que reprend M. Rochet.

Mais, lui a pratiqué l'ostéotomie de la branche montante et non la résection du condyle, et c'est entre les deux lèvres de l'ostéotomie qu'il a interposé le muscle. Helferich avait interposé le temporal entre le condyle et la base du crâne. M. Rochet a interposé le masséter entre les deux moitiés de la branche montante. Et maintenant pourquoi choisir la branche montante, plutôt que la région condylienne pour pratiquer cette interposition. Pourquoi le procédé de M. Rochet plutôt que celui d'Helferich ?

Les raisons sont celles que nous avons déjà exposées à propos de la résection condylienne. Cette opération en effet expose à la blessure du facial, tandis que dans l'ostéotomie de la branche montante on n'a pas à s'en préoccuper comme nous le verrons à propos du manuel opératoire, la branche cervico-faciale, que l'on rencontre est très facile à écarter au niveau de l'angle de la mâchoire. D'autre part indépendamment de cette question du facial dans les cas où l'on rencontre des hyperostoses et des ostéophytes qui déforment la région condylienne, l'opération devient très difficile.

Il est certain qu'en favorisant la formation d'une pseudarthrose au niveau du condyle, ou se rapproche beaucoup plus par la suite des mouvements physiologiques de la mastication. Mais en reportant la section osseuse plus bas que le col du condyle, aura-t-on une mastication défectueuse ? Non ; car la mâchoire inférieure, d'après Mathias Duval, dans ses mouvements d'abaissement et d'élévation représente un levier qui se meut autour d'un axe fictif, lequel dans les mouvements peu étendus passerait par les deux condyles, mais lorsque la cavité buccale s'ouvre largement, l'écartement des mâchoires devient plus considérable, les condyles quittent les cavités glénoïdes pour se porter en avant. Le mouvement s'exécute autour d'un axe qui traverserait les deux branches montantes du maxillaire inférieur, au niveau du trou dentaire ; du reste lorsque la cavité buccale s'ouvre tant soit peu largement, et même dans la mastication ordinaire les deux mouvements se combinent, comme on peut s'en assurer en plaçant le doigt sur l'articulation temporo-maxillaire. Il y a à la fois rotation du condyle dans la cavité et projection en avant de sorte qu'il est difficile on peut même dire impossible de préciser un axe fixe autour duquel se feraient l'ensemble des mouvements de la mâchoire.

Dans tous les cas la mâchoire inférieure agit à la manière d'un levier dont le point fixe est en arrière vers la branche montante de l'os, la puissance représentée surtout par les muscles masséter et temporal, a leur point d'application sur cette branche montante. Quant à la résistance, sa situation est variable.

D'après cela en pratiquant la section osseuse au voisinage du trou dentaire, ce qui se fait dans le procédé que nous préconisons, l'axe des mouvements se rapprochera de l'axe physiologique et la mastication sera presque normale.

Que deviennent les mouvements de latéralité de la mâchoire après les différentes interventions que nous avons étudiées ?

La mâchoire inférieure offre à considérer un mouvement de latéralité assez borné chez l'homme et produit surtout par la contraction des muscles ptérygoïdiens externes.

Ce mouvement ne peut pas se produire quand on a pratiqué le procédé d'Esmarch ou celui de Rizzoli; car le glissement des extrémités osseuses l'une sur l'autre se fait suivant le sens vertical.

Ils ont été constatés dans les résections du condyle.

Par notre procédé ils peuvent être rétablis, les surfaces osseuses, glissant presque horizontalement l'une sur l'autre, le ptérygoïdien externe du côté sain, par son action sur le col du condyle opposé à la lésion, permettra la production du mouvement qui toutefois sera limité.

CHAPITRE V

Manuel opératoire de l'ostéotomie de la branche montante suivie d'interposition musculaire.

M. Rochet a pratiqué trois fois cette opération, qui consiste à faire une ostéotomie cunéiforme de la branche montante du maxillaire, au-dessus de l'angle de la mâchoire, et à interposer entre les deux fragments osseux une lame musculaire, de façon à éviter ainsi toute possibilité de consolidation.

C'est par la description de ce procédé que nous terminerons notre travail.

Le malade étant anesthésié, la tête inclinée sur le côté sain, on pratique une incision cutanée, suivant, sur une longueur d'environ 2 centimètres et demi, le bord inférieur du corps du maxillaire au niveau de l'angle, puis remontant, sur une longueur égale, le long du bord postérieur de la branche montante de l'os.

Les parties molles sont divisées couche par couche, la

branche cervico-faciale du nerf facial, contenue dans leur épaisseur, est relevée avec l'écarteur qui retrousse la lèvre supérieure de l'incision; souvent on ne l'aperçoit même pas.

On met ainsi à nu les insertions inférieures du muscle masséter que l'on détache de bas en haut avec une rugine qui pèle la partie inférieure de la branche montante. On détache de même et symétriquement les insertions du ptérygoïdien interne à la face interne de l'os.

Une fois cette dénudation osseuse terminée; l'os est sectionné franchement au-dessus de l'angle du maxillaire à l'aide d'une cisaille forte mais à mors étroits; puis on agrandit l'ostéotomie avec un ciseau et un maillet, et on enlève un coin osseux à base postérieure.

Ceci fait, on divise le masséter de haut en bas sur sa face profonde, petit à petit, en disséquant de façon à détacher une lame musculaire de cette face profonde et à former ainsi, sur une hauteur de 3 ou 4 centimètres, deux lambeaux musculaires, l'un interne, l'autre externe.

Prenant alors le lambeau interne, le chirurgien l'interpose entre les fragments osseux, et, pour éviter son déplacement ultérieur, par quelques points de suture, au catgut on le fixe au ptérygoïdien interne resté en dedans du maxillaire.

Le fragment supérieur est ainsi recouvert d'une calotte musculaire qui l'isole complètement du fragment inférieur; c'est cette disposition qui est représentée dans notre figure.

Nous réalisons ainsi la disposition des pseudarthroses pathologiques par interposition musculaire.

Il importe, dans cette opération, de réséquer un coin

osseux aussi considérable que possible, de façon à favoriser la plus grande étendue des mouvements.

Ce qui reste du masséter sera réappliqué sur la face
externe de l'os avec la suture, et reprendra plus tard ses
attaches avec lui, et concourra avec le masséter du côté
opposé à assurer l'énergie des mouvements d'élévation.

Ceux-ci, nous le répétons, ont toujours été constatés
très vigoureux chez nos malades.

En admettant, d'ailleurs, que le masséter du côté opéré
souffre plus tard dans sa nutrition et s'atrophie un peu, les
muscles du côté sain sont amplement suffisants pour élever
la mâchoire, et l'élever avec force. On connaît la puissance de ces muscles élévateurs comparée à celle des
muscles abaisseurs.

Que devient la lame musculaire interposée ? Il est impossible de le dire précisément puisque les autopsies
manquent. Mais nous savons par les interpositions musculaires dans les pseudarthroses, combien sont vivaces
ces fragments musculaires interposés et qui gardent une
connexion avec le muscle dont ils émanent. Qu'elle reste
vraiment musculaire d'ailleurs, ou qu'elle devienne simplement fibreuse, cette lame n'en jouera pas moins, très
vraisemblablement, le rôle qu'ont veut lui faire jouer,
c'est-à-dire celui d'empêcher la soudure plus ou moins
tardive des deux fragments de la section osseuse.

Nos résultats ne sont pas très anciens ; mais, encore
une fois, les malades revus n'ont rien perdu actuellement
du bénéfice premier de leur intervention, et ce que nous
savons du rôle de l'interposition musculaire dans certaines
pseudarthroses nous fait avoir très bon espoir.

Pendant l'acte opératoire, l'artère et le nerf dentaire

doivent être presque fatalement intéressés dans la section osseuse, puisque celle-ci porte en dessous de l'orifice supérieur du canal dentaire. Cette blessure n'a pas d'importance ; l'hémorragie est facilement arrêtée par le tamponnement, quant à la section du nerf, nos malades n'ont pas paru en souffrir.

Nous joignons à notre travail deux schémas représentant : l'un, la forme donnée à la section osseuse, l'autre, la position occupée entre les deux fragments osseux par le masséter divisé et suturé au ptérygoïdien interne.

OBSERVATION I (M. Rochet)

Louis B..., dix ans, né à Sault-Brenaz (Ain). Entré dans le service le 3 juillet 1894.

A cette date, l'enfant vient à la visite présentant une ankylose de la mâchoire qui lui interdit toute mastication un peu étendue, et par suite le force à se nourrir presque exclusivement avec des aliments liquides.

Au dire du malade, l'affection durerait depuis deux ans, mais il ne paraît pas très bien fixé sur ce point. On n'a d'ailleurs à relever aucun traumatisme antérieur, aucune arthrite.

Père et mère bien portants, ainsi que deux frères et deux sœurs.

Cependant le malade a eu la fièvre scarlatine au mois de juin. On n'est donc pas bien fixé sur l'origine de l'affection.

Au premier abord, il est difficile de savoir si l'ankylose est bilatérale ou unilatérale. Les deux articulations temporo-maxillaires donnent toutes les deux la même sensation au palper du condyle dans la cavité glénoïde.

Le diagnostic d'ankylose unilatérale ne se fait d'une façon certaine qu'après l'opération, lorsque la branche du maxillaire à gauche ayant été sectionnée, on obtient les mouvements normaux de la mâchoire inférieure.

Au moment de son entrée à l'hôpital, le malade ne souffre pas.

Il présente un écartement entre les incisives d'environ 1/2 centimètre, quand il cherche à exagérer l'écartement de la mâchoire.

Le 10 juillet, anesthésie au chloroforme, M. Rochet exécute son procédé.

Incision de l'oreille au bord de l'angle de la mâchoire, le muscle masséter est mis à nu et désinserré à sa partie inférieure. Puis on sectionne la branche montante du maxillaire immédiatement en arrière du muscle ; on donne à cette section la forme d'un V. Puis il désinsère le ptérygoïdien interne.

Ceci fait, il dédouble le masséter, le lambeau profond est introduit dans l'échancrure, et pour assurer sa position stable à ce niveau, on le suture au ptérygoïdien interne du même côté.

Pendant toute l'opération, on a pris de grandes précautions pour ne pas blesser les branches du facial.

On suture les lèvres de la plaie et l'on place un drain à sa partie inférieure.

Pansement antiseptique.

17 juillet 1894. — la plaie est complètement cicatrisée. Dès ce jour, on commence à mobiliser la nouvelle articulation.

Avec un dilatateur à vis, on dilate l'orifice buccal, manœuvre qui sera poursuivie longuement et avec persévérance.

15 août 1894. — Trois fois par jour pendant un quart d'heure, l'écarteur est introduit dans la bouche du malade pour la dilater progressivement. Avec la dilatation forcée, on obtient un écartement de 3 cm. 1/2 entre les incisives.

20 septembre 1895. — Anesthésie au chloroforme, dilatation forcée avec l'écarteur à vis jusqu'à 4 centimètres, puis on le laisse en place pendant une heure. Les jours suivants, on cautérise la dilatation.

25 octobre 1894. — La dilatation a été poursuivie avec patience et persévérance. Le malade a assez bien supporté ce traitement;

aujourd'hui il peut écarter ses incisives médianes d'environ 3 centimètres. Il mange sans douleur des aliments solides.

On avait constaté après l'opération une déviation à droite du maxillaire inférieur par suite de la dilatation forcée ; on remédie à cette déviation en mettant l'écarteur du côté opposé à celui où on le mettait d'habitude.

Aujourd'hui, il n'en reste plus aucune trace.

Après l'opération, on a pu aussi se rendre compte qu'aucune branche du facial n'avait été sectionnée, car l'enfant rit et écarte les lèvres d'une façon normale.

A l'heure actuelle, l'état général et local de ce malade est donc très satisfaisant.

Nous revoyons ce malade le 4 décembre 1895. Les mouvements existent toujours ; ils sont peut-être moins étendus, l'écartement n'est que d'1 cm. 1/2 environ. Les espaces interdentaires se correspondent, et lorsque la bouche est fermée, les dents arrivent au contact.

On n'observe pas de déviation du menton.

On sent parfaitement des mouvements au niveau de la nouvelle articulation pendant la mastication, qui est parfaite.

La parole est très facile et très bien articulée.

OBSERVATION II (M. Rochet).

Joseph D...., neuf ans, né à Chazelles-sur-l'Avieu (Loire), entré dans le service le 19 septembre 1895.

Il y a deux ans, l'enfant est tombé sur le menton sur le bord d'une marmite ; à la suite de ce traumatisme un abcès s'est formé du côté gauche, au niveau de l'articulation temporo-maxillaire et s'est ouvert à l'extérieur.

Après une quinzaine de jours, l'enfant qui éprouvait déjà une certaine gêne pour ouvrir la bouche cessa complètement d'avoir des mouvements.

L'enfant n'accuse aucune douleur, et sauf la gêne fonctionnelle il n'y a rien à noter du côté de l'état général qui est bon.

En comparant les deux articulations temporo-maxillaires, par la palpation on constate au niveau du col du condyle gauche, une saillie qui semble n'être autre chose qu'un cal osseux dû à une fracture déterminée par la chute que l'enfant a faite.

En avant, les arcades dentaires sont séparées par un intervalle de quelques millimètres, qui est légèrement modifié par la contraction des muscles masticateurs.

Si l'on fait exécuter des mouvements de mastication, le temporal et le masséter se contractent énergiquement à droite, il existe aussi de ce côté de légers mouvements de l'articulation, mais à gauche la tête du condyle ne glisse plus dans sa cavité.

Le maxillaire inférieur est atrophié.

24 septembre. — Anesthésie au chloroforme. M. Rochet pratique la même opération que précédemment, mais en ayant soin d'enlever une portion osseuse beaucoup plus volumineuse que dans le cas précédent, afin de permettre une étendue plus grande aux mouvements.

4 octobre. — La cicatrisation est complète, le malade écarte facilement les mâchoires ; il a 2 centimètres d'écartement entre les incisives médianes.

Les dents arrivent au contact. Il y a de légers mouvements de latéralité.

Le malade quitte l'hôpital le 2 novembre ; l'écartement est le même, 'a parole est facile, et la mastication se fait dans de bonnes conditions.

Il n'y a pas eu trace de paralysie faciale.

Observation III (M. Rochet).

X..., âgé de vingt-quatre ans. Ankylose temporo-maxillaire incomplète à la suite d'une poussée de rhumatisme blennorragique. Le malade, en pleine évolution de sa blennorragie, éprouva de vives douleurs avec gonflement du niveau de l'articulation temporo-maxillaire gauche, et une difficulté progressive de la mastication.

Quand il se présenta à l'examen l'ankylose n'était pas complète; il y avait encore de légers mouvements d'abaissement et d'élévation de la mâchoire, mais l'ouverture maxima entre les arcades dentaires antérieures ne dépassait guère 1/2 centimètre, et le malade, chez lequel les accidents remontaient déjà à plus de huit mois, était très gêné pour la mastication et la parole, et réclamait une intervention.

En raison des commémoratifs très clairement indiqués par le malade, nous pensâmes à une lésion unilatérale et localisâmes la raideur articulaire à l'articulation temporo-maxillaire gauche, où s'était faite la poussée inflammatoire signalée plus haut.

L'opération de l'ostéotomie de la branche montante, suivie de l'interposition d'une lame massétérine, fut pratiquée il y a cinq mois.

Comme chez notre deuxième malade nous enlevâmes une large tranche cunéiforme à base d'un bon travers de doigt. Le résultat immédiat fut très bon. Il n'y eut aucun phénomène paralytique du côté du nerf facial et la cicatrisation fut très rapide.

De suite les mouvements de la mâchoire furent rétablis avec amplitude et énergie.

Actuellement (le malade a été revu il y a quinze jours) ces mouvements sont aussi étendus et aussi énergiques; de légers mouvements de latéralité existent comme chez le deuxième malade. L'ouverture buccale maxima est telle, que deux travers de doigt placés de champ passent aisément entre les incisives supérieures et inférieures. L'opéré est très content, et tout fait espérer que le résultat se conservera tel qu'il se présente actuellement, car depuis le début de la fonction n'a fait que s'améliorer.

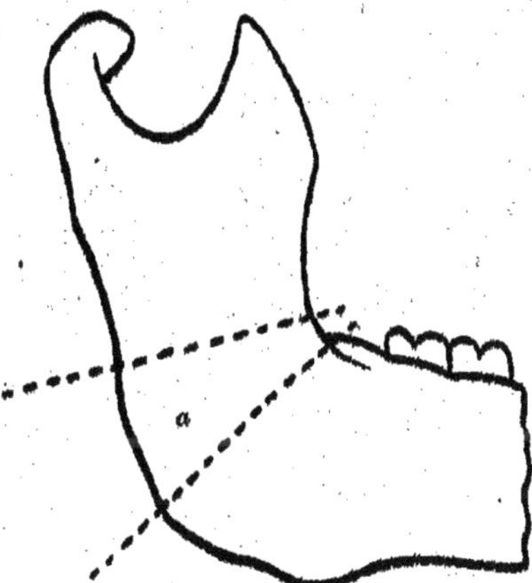

Fig. A.

a, Forme de la section osseuse.

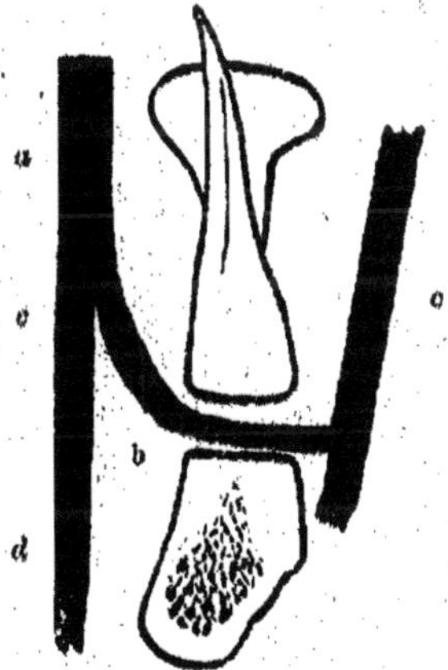

Fig. B.

a, Muscle masséter divisé au point *c*. — *b*, Lambeau interne interposé
entre les fragments osseux et suturé au ptérygoïdien interne *c*. —
d, Lambeau externe du masséter divisé.

CONCLUSIONS

I. Les opérations d'Esmarch et de Rizzoli, quoique faciles à exécuter et donnant des mouvements permettant la mastication, ne fournissent pas de résultats bien satisfaisants contre l'ankylose osseuse temporo-maxillaire. Elles doivent être rejetées dans le traitement de cette ankylose. Elles s'adressent surtout à la constriction cicatricielle.

II. La résection du condyle, comme toutes les opérations portant à ce niveau, malgré les résultats très satisfaisants qu'elle a donnés à certains chirurgiens, surtout faite avec les précautions et suivant les règles données par M. Ollier, amène souvent une blessure du facial, et est parfois difficile à pratiquer dans les cas d'hyperostose.

III. L'intervention la plus simple, la plus innocente, nous paraît être l'ostéotomie de la branche montante,

mais il faut la faire suivre de l'interposition musculaire,
suivant le procédé de M. Rochet, pour assurer la perma-
nence du foyer de section osseuse et créer ainsi une pseudo-
arthrose.

TABLE

Lyon. — Imp. Pitrat Ainé, A. Rey Successeur, 4, rue Gentil. — 12.265

Lyon. — Imp. PITRAT AÎNÉ, A. Roy Successeur, 4, rue Gentil. — 1905

9 782013 549974